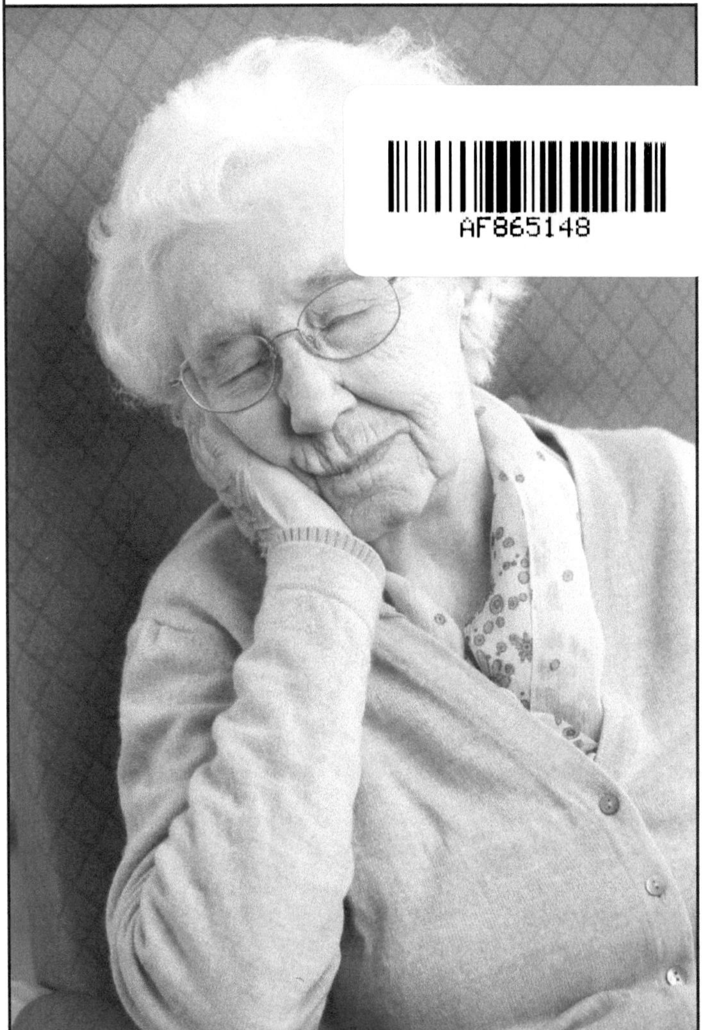

Phantasie- und Traumreisen für Senioren

FSC
www.fsc.org
MIX
Papier aus verantwortungsvollen Quellen
Paper from responsible sources
FSC® C105338

Sie finden uns im Internet unter:
www.Aktivierungscoach.de

Denis Geier präsentiert:

Phantasie- und Traumreisen

für Senioren

Wir aktivieren ihre Fantasy

Vollständige Taschenbuchausgabe

Autor lionblue/Pseudonym: Eine Reise in die Berge, Autor nina123/Pseudonym: Was ist eine Phantasie- und Traumreise?, Autor Thompson/Pseudonym: Der Strandspaziergang, Autor Coco76/Pseudonym: Über den Wolken, Autor Strotmann/Pseudonym: Über Felder, Wiesen und Auen, Autor diefreche/Pseudonym: Im Garten. Korrektorat Daniel Schneider, Buchcover&Seite1: Cathy Yeulet©123rf.com, Foto Seite 5: itsmejust ©123rf.com.

Herstellung und Verlag: BoD
Books on Demand, Norderstedt

ISBN: 9783743127593

Phantasie- und Traumreisen für Senioren

Fünf einfache und kurze Geschichten, die von Betreuungskräften im Rahmen eines Einzel- oder Gruppenangebots vorgelesen werden können. Der oder die Bewohner sollen sich beim Vorlesen der Texte Bilder vorstellen. Dadurch wird ein tiefer Ruhe- und Erholungszustand erreicht, und der Körper und die Seele entspannen. *PS: Idealerweise liegt der Zuhörer dabei auf dem Rücken.*

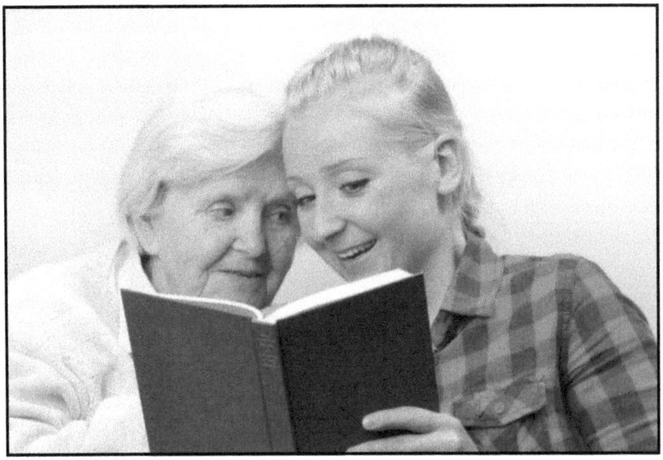

Was ist eine Phantasie- und/oder Traumreise?

Ziel von Phantasiereisen ist es, sich gedanklich vom Alltagsstress zu entfernen und sich zu entspannen. Die Phantasiereise sollte dem „Reisenden“ immer genügend Freiraum für ein Nachhallen der Handlungen und Eindrücke bieten. Mithilfe von Phantasiereisen, auch Traumreisen genannt, können sich auch Senioren auf eine gedankliche Reise begeben, die einen in eine bewusst vertraute, angenehme Situation bringt. Phantasiereisen können zum Strand führen, in einem Heißluftballon hoch in die Lüfte gehen, auf einer Wiese im Sonnenschein liegend erlebt werden etc. Bei Phantasiereisen sind den Themen keine Grenzen gesetzt. Die Reise kann durch die eigene Imagination begonnen werden oder man kann sich durch die Anregungen einer zweiten Person auf die Reise begeben.

Die Phantasiereise – Einleitung

Jede Phantasiereise startet mit einer Einleitung. Diese ist nötig, damit sich der „Reisende" aus der Stress- oder Alltagssituation heraus zurücknehmen kann und die Aufmerksamkeit ganz bewusst auf den eigenen Körper gelenkt wird. Es gibt unterschiedliche Einleitungsmethoden. Mittels der Stimme wird der Reisende entspannt, und es wird dafür gesorgt, dass sämtliche Körperpartien vollkommen gelockert sind. Optimalerweise befindet sich der Reisende auf einer weichen Matte, mit einem Kissen unter dem Kopf und einer weichen Decke. Zudem sollte die Kleidung bequem sein und der Gürtel gelockert werden. Gegenstände wie Schlüsselbund und Co. sollten aus den Hosentaschen entfernt und das Mobiltelefon ausgeschaltet werden. Ein wesentlicher Faktor besteht darin, dass der Reisende freiwillig an der Entspannungs-übung teilnimmt und Geräuschquellen im Raum möglichst minimiert werden. Möchte der Teilnehmer die Phantasiereise mit Hintergrundmusik begehen, so sollte diese in gedämpfter Lautstärke abgespielt werden und stilistisch zum Thema passen. Eine reizarme Umgebung ist der ideale Rahmen für jede Phantasiereise.

Nicht jeder Mensch ist für Phantasiereisen geeignet. Phantasiereisen sollten auf keinen Fall bei Personen, die unter Schizophrenie, einer Borderline-Störung oder starken Depressionen leiden, angewandt werden. Weiterhin gilt zu beachten, dass Phantasiereisen bei trauernden Personen erst nach einem Jahr Trauerzeit angewandt werden sollten. Es gilt alle Punkte vorab mit einem Arzt abzuklären. Einleitungen sind auf viele unterschiedliche Arten möglich, wobei das Ziel immer die eigene innere Wahrnehmung und das innere Bild sind. Die anleitende Person sollte immer mit der Phantasiereise vertraut sein, um das Rede-Tempo und die Pausen richtig einschätzen und setzen zu können. Beim Erstellen der Phantasiereise kann es hilfreich sein, sich Gedankenstriche zu setzen und somit die Stellen zu markieren, bei denen der Vorleser eine kleine Pause einlegen sollte, damit der Teilnehmer Zeit hat, die eigenen Vorstellungen zu entwickeln und der Vorstellungskraft freien Lauf zu lassen. Beim Vorlesen der Phantasiereise spielt das richtige Timing eine wesentliche Rolle. Sind beispielsweise die Pausen zwischen den Textstellen zu kurz, kann das Gefühl des Gehetztseins entstehen, sind sie hingegen zu lang, verliert der Teilnehmer eventuell den Faden oder es besteht die Gefahr, dass die Person aus der Phantasiegeschichte aussteigt.

Hauptteil der Phantasiereise

Nach der entspannenden Einleitung geht es in den Hauptteil über, in die eigentliche Phantasiereise. Thematisch stehen den Reisenden eine Vielzahl unterschiedlicher Thematiken zur Verfügung, wie auch Wolken, Vögel, Sonnenschein. Das erste Drittel der Phantasiegeschichte sollte ganz im Sinne der Entspannung stehen, die restlichen zwei Drittel sind für den Hauptteil und den etwa ein- bis zweiminütigen Ausstieg aus der

Phantasiegeschichte gedacht. Es nimmt mehr Zeit in Anspruch, in die Entspannung zu gelangen, als aus der Phantasiereise zurückzukommen. Am besten ist die Entspannung dann bei der Phantasiereise gegeben, wenn sich die entsprechende Person mit dem Thema identifizieren kann. Es ist wichtig, dass die Phantasiereise mit ruhiger Stimme und langsam vorgetragen bzw. vorgelesen wird. Zwischen den Sätzen sollten Pausen gemacht werden, um zu erreichen, dass die phantasiereisende Person sich in die Situation hineindenken, sie sich ganz in Ruhe vorstellen kann und auch eine Zeit an dem imaginierten Ort verweilt. Phantasiereisen sind thematisch keine Grenzen gesetzt, doch sollten zu extreme oder aufwühlende Handlungen vermieden werden, da sie den Entspannungseffekt negativ beeinflussen und eine gegenteilige Wirkung erzielen können. Insbesondere für Senioren und ältere Personen eignen sich tiefenentspannte Themen, wie beispielsweise Wolken, Sonnenschein, Vögel.

Personen, die ihren Alltag zum größten Teil in Innenräumen verbringen müssen, beispielsweise weil sie in einem Heim wohnen und nur selten an die frische Luft kommen oder bettlägerig sind, haben so die Möglichkeit, die Natur zu imaginieren und sich bei den sanften Worten auch körperlich zu entspannen. Hier ist es wichtig, dass die anleitende Person über viel Einfühlungsvermögen verfügt und der reisenden Person nicht unbekannt ist. Vertrauen ist eine wichtige Grundlage für eine entspannte Phantasiereise, von der der Teilnehmer langfristig profitiert.

Schlussteil der Phantasiereise

Im Anschluss an die Phantasiereise sorgt der Schlussteil, auch Rückholphase genannt, dafür, dass der Teilnehmer sanft aus der Traumwelt gelangt und entspannt ins Hier und Jetzt zurückgeholt und wieder aktiviert wird. Nach einer Phantasiereise in die Natur wird sich der Teilnehmer wohlfühlen. Insbesondere Themen wie Wolken, Sonnenschein, Vögel wirken sich positiv auf die Psyche und positiv auf den Organismus aus. Imagination gilt als heilsame Kraft. Das Visualisieren, die eigene Vorstellungskraft, zählt zu den mächtigsten Schöpferkräften. Phantasiereisen, welche die Fähigkeit der Selbstheilungskraft unterstützen und das emotionale, geistige und körperliche Gleichgewicht wiederherstellen, wirken gesundheitsfördernd und präventiv. Dieses Gleichgewicht ist der Schlüssel zum ganzheitlichen Wohlbefinden. Heilung kann auch ein Prozess sein, der sich zwischen der Seele und dem Zusammenwirken des Denkens, Fühlens und des Körpers entwickelt. Durch diese Wirkung auch für ältere Menschen gut geeignet.

Die Schnelllebigkeit unserer Konsumgesellschaft, begleitet von Reizüberflutung und Termindruck, wirkt sich nicht nur auf Erwachsene aus.

Den Zugang zum Inneren finden

Phantasiereisen helfen dabei, den Zugang zum eigenen Inneren zu finden und sich die unbewusste Bilderwelt zugänglich zu machen. Mithilfe der inneren Vorstellungen können körpereigene Ressourcen und Kräfte aktiviert werden, die im Wachzustand nicht zugänglich sind. Während einer Phantasiereise „arbeitet“ das Unterbewusstsein mit und hilft dabei, das gewünschte Ziel zu erreichen und zu visualisieren. Phantasiereisen haben das Ziel, positive Gefühle und Gedanken zu generieren oder Gefühlszustände und körperliche Zustände und Konstitutionen positiv zu beeinflussen. Zudem können Ängste durch die Entwicklung positiver Bilder ausgetauscht werden, und es besteht die Möglichkeit, diese somit zu überwinden. Das Selbstvertrauen wird gestärkt und das Bewusstsein und die Handlungsfähigkeiten erweitert. Durch Phantasiereisen können das innere Gleichgewicht wiederhergestellt, neue Ziele gesetzt und erreicht und die Selbstheilungskräfte in Gang gesetzt werden. Über die Imagination wird mentale und emotionale Entspannung herbeigeführt, aus der im Idealfall auch eine körperliche Entspannung resultiert. Phantasiereisen sorgen dafür, dass der Teilnehmer zur Ruhe kommt, indem er sich vollkommen auf die Stimme und die vorgelesenen Worte konzentriert, die als momentaner Mittelpunkt gesehen werden. Während der Phantasiereise tritt die Umwelt in den Hintergrund. Insgesamt wird durch Phantasiereisen eine Sensibilisierung der Gefühlswahrnehmungen der Teilnehmer erreicht. Die Kraft der Imagination hat eine enorme Wirkung auf die Persönlichkeitsebenen wie u. a. die Emotionalität, die Gefühlsebene, die Empfindung und die mentale Phantasie, die durch die Traumreise aktiviert wird. Eine Phantasiereise macht Inhalt besser spürbar und vorstellbar und kann Antworten aus der Tiefe der Persönlichkeit hervorbringen.

Wissenschaftliche Studien

Wissenschaftliche Untersuchungen konnten belegen, dass ein inneres Erleben, das als besonders realistisch empfunden wird, Körperfunktionen über neuronale Prozesse des Gehirns in Gang setzt, die den realen

Erlebnissen entsprechen. Neurophysiologisch werden durch Phantasiereisen die intuitiven Zusammenhänge der erfassenden Fähigkeiten der rechten Hirnhälfte aktiviert. Durch angstauslösende Situationen werden Herzfrequenz und Puls beschleunigt, die Atmung abgeflacht und der Adrenalinspiegel erhöht. Im Falle von inneren Wahrnehmungen, die als sehr realistisch empfunden werden, tritt eine Verbindung zu körperlichen Reaktionen besonders schnell und intensiv ein. Der Grund für diese Wirkungsweise der imaginären Wahrnehmungen wird darin vermutet, dass alle Wahrnehmungen, die im Laufe des Lebens gemacht werden, im Gedächtnis abgespeichert werden. Je nach Charakter der Eindrücke und Erlebnisse sind die Wahrnehmungsarten Sehen, Hören, Fühlen, Riechen und Schmecken bei jedem Menschen unterschiedlich stark auf assoziativer Ebene miteinander verbunden.

Positive Wirkung

Entspannt auf der Wiese liegen, in die Wolken schauen und diese vorbeiziehen sehen, die Vögel zwitschern hören, das Gras riechen ... Die meisten dieser Eindrücke sind nicht allein visuell. Die gespeicherten Erlebnisse visuell in der Imagination abzurufen ist im Alltag so gut wie unmöglich, da diese für gewöhnlich auditiv und kinästhetisch abgespeichert werden und auch entsprechend plastisch abgerufen werden müssen. Gelingt es, den Teilnehmer genau an diesem Punkt abzuholen, wird dieser die Imaginationen als besonders realistisch empfinden. Dieselbe Phantasiereise kann trotz aktiver Teilnahme aller Beteiligten sehr unterschiedliche Wirkungen bei dem Einzelnen hervorrufen. Je intensiver sich eine Situation vorgestellt werden kann, desto realer erscheint die Situation im Gehirn. Wie bei realen Ereignissen auch werden vom Gehirn aus über die verschiedenen Nervenleit-Mechanismen die jeweiligen Informationen weitervermittelt, die dann die

Körperreaktionen, wie z. B: Atem-, Puls- und Blutdruckveränderungen usw., hervorrufen. Mittels gezielter Phantasiereisen können Blutdruck und Puls positiv beeinflusst werden.

Phantasiereisen mit Bedacht auswählen

Insbesondere in Bezug auf ältere Personen sollten die Phantasiereisen mit Bedacht ausgewählt und möglichst ruhige, entspannte Themen ausgewählt werden.

Unsere kleinen Phantasie- und Traumreisen „entführen" die Teilnehmer in ein ruhiges und angenehmes Ambiente und lindern im Idealfall körperliche Beschwerden, lassen diese vergessen und verschönern den Alltag.

Arbeitshinweis:

*Bevor Sie mit der Durchführung einer Traumreise beginnen, schaffen Sie eine angenehme Atmosphäre, zum Beispiel mit Düften oder unserer Entspannungs-CD **„Der Gesang der Vögel“** als Hintergrundmusik. Natürlich eignet sich auch jede andere Entspannungs-CD für die Durchführung. Starten Sie nun die CD „Der Gesang der Vögel“ und beginnen nach dem ersten Musikstück mit dem Vorlesen der fiktiven Geschichte. Machen Sie dabei häufig Lesepausen (10 bis 20 Sekunden), damit der Bewohner die Zeit findet, sich die Bilder vorzustellen. Lesen Sie pro Angebot immer nur eine Geschichte vor und reden Sie anschließend über diese. Natürlich können Sie mit Ihren Bewohnern auch die Geschichte als Ausgangsmaterial für eine harmonische Malstunde nutzen.*

Eine Reise in die Berge

Lege dich auf deine Unterlage und entspanne deinen Körper.
Strecke die Beine aus und lockere sie, wenn du dort eine Verspannung wahrnimmst.
Dasselbe machst du mit deinen Armen. Du kannst sie noch einmal kräftig ausschütteln, dann lege sie direkt neben deinen Körper, ohne den Körper dabei zu berühren.
Öffne deine Hände, sie sind locker und entspannt.
Nun schließe bitte die Augen und atme dreimal tief aus und ein.

Du spürst den Untergrund unter dir. Du merkst, wie sich dein ganzer Körper immer mehr zu entspannen beginnt. Lass dieses Gefühl zu!
Nun fühlst du deinen Körper, seine Wärme.
Du spürst, wie dein Herz schlägt. Deine Hände und deine Arme werden immer schwerer. Dein Nacken und deine Schultern entspannen sich, von Atemzug zu

Atemzug, immer mehr.
Auch deine Beine und die Arme werden immer schwerer. Dennoch fühlst du dich innerlich leicht, und bist vollkommen ruhig und entspannt.
Spüre die Ruhe in dir, lass alle Gedanken kommen und gehen. Richte dein Bewusstsein nur noch auf deinen Körper.
Dein Körper und du, ihr seid jetzt eins, und nur das ist jetzt wichtig für dich.
Du spürst, wie deine Gesichtsmuskulatur immer mehr loslässt.

Dein Kiefer ist völlig entspannt. Lass dich jetzt ganz und gar fallen.
Lass den Atem fließen, höre dir selbst beim Atmen zu. Fühle, wie sich deine Bauchdecke und dein Brustkorb heben und senken.
Du weißt, jetzt ist es an der Zeit, loszulassen. Mit jedem Atemzug lässt du mehr los und begibst dich tiefer und tiefer in die Entspannung. Du wirst dich jetzt mit deiner vollen Aufmerksamkeit auf Wanderschaft begeben. Du gehst auf Erkundungstour und unternimmst eine Reise in die Berge. Die schönsten Berge, die du jemals

gesehen hast.
Begib dich nun in deiner Phantasie auf den Gipfel eines Berges. Um dich herum ist eine saftige grüne Bergwiese. Du stehst am höchsten Punkt des Gipfels und genießt die wunderschöne Aussicht. Lange hast du auf diesen Moment gewartet. Auf den Moment, an dem du ganz allein auf diesem Gipfel stehst, in Ruhe und in Frieden, weit weg von deiner Vergangenheit und den Gedanken des Alltags. Weit weg von Sorgen und den Anstrengungen, die hinter dir liegen. Du darfst diesen Augenblick für dich genießen, dabei blickst du hinunter, in das bezaubernde grüne Tal, welches direkt vor dir liegt. Du atmest tief aus und ein. Schmeckst du die feuchtwarme Luft und den Duft der vielen Blumen, die um dich herum blühen? Es riecht süßlich, wie nach Honig. Während du tief ein- und ausatmest, fühlst du die Freiheit, die dieser Augenblick dir bietet. In dem Tal entdeckst du einen kleinen See, er reflektiert die Sonne, und du beobachtest die Fische, die freudig im Wasser toben und tanzen. Manche

heben ihre Köpfchen aus dem Wasser, und es scheint fast so, als nicken sie dir zu, als wollten sie dich begrüßen.

Nun gehst du weiter und suchst dir einen schönen Platz in der Umgebung. Suche dir eine Stelle aus, an der du dich absolut wohlfühlst. Nun setze dich in die Wiese. Betrachte die wunderbaren und prachtvollen Blüten von unzähligen Blumen, die dich umgeben. Nimm die Farben wahr. Wie sehen sie aus, was für eine Wirkung haben diese Farben auf dich? Spüre das Gras unter dir, es ist angenehm warm, da die Sonne es extra für dich aufgewärmt hat. Sie wusste, dass dieser Ausflug etwas Besonderes für dich sein soll. Betrachte die Sonne, die über den Berggipfeln schwebt und dir zulächelt. Schenke ihr ein Lächeln zurück und lege dich in das Gras. Schließe deine Augen und stell dir noch einmal das herzliche Gesicht der Sonne vor. Atme dabei entspannt aus und ein. Spüre die Wärme unter deinem Körper. Fühle mit deinen Händen das warme Gras. Die Sonnenstrahlen nähren deinen Körper mit Licht, und es ist angenehm warm. Genauso, wie du es gerne hast. Verweile einen Augenblick in diesem Zustand und lass die Wärme auf deinen gesamten Körper wirken. Du fühlst dich richtig wohl. Manchmal meldet sich vielleicht dein Verstand und möchte dich in den Alltag zurückholen. Doch du lässt diese Gedanken einfach kommen und gehen. An diesem Ort bist du frei. Die Gedanken ziehen einfach vorüber, und du bleibst in diesem einzigartigen Moment, der nur dir gehört. Jetzt öffnest du deine Augen und blickst in den blauen und klaren Himmel. Ein paar Wölkchen ziehen vorbei. Manche sehen aus wie Gesichter, die du kennst, oder Gegenstände, die du in deinem Zimmer liegen hast. Schenke ihnen ein Lächeln und lasse sie an dir vorüberziehen. Nun richtest du dich wieder auf und begibst dich auf den Wanderweg des Berges. Du suchst dir einen Sitzplatz auf einem Felsen, der dir einen phantastischen Ausblick auf die anderen Berge beschert. Du setzt dich auf den Fels oder die Stelle, die du dir ausgesucht hast. Auch dieser mächtige Stein hat eine angenehme Temperatur, und du fühlst dich rundum wohl in deiner Haut. Ein paar Vögel ziehen an dir vorbei, und du stellst dir vor, du wärst einer von ihnen und könntest die Berggipfel wie sie, mit Anmut und großer Freude, umkreisen. Du spürst, wie deine Flügel vom Wind getragen werden. Eine tiefe Leichtigkeit macht sich in deinen Gliedern breit. Du fühlst dich unbeschwert und voller Lebenskraft. Eine schöne Brise streichelt deinen Körper und dein buntes, imaginäres Gefieder. Ein Vogel setzt sich neben dich. Du lauschst seinem Gesang, und es ist so, als würden seine Kollegen mit ihm im Kanon ein Lied trällern. Deshalb konzentrierst du dich auf die Geräusche in deiner Umgebung. Nun nimmst du auch alle anderen Töne wahr. Es gibt so viele Dinge, die du noch gar nicht bemerkt hast. Eine Biene fliegt vorbei, du hörst den Wind durch die Berggipfel und das Tal pfeifen. Vielleicht will dir die Stimme des Windes etwas sagen. Lausche der Stimme des Windes. Höre, wie sich die Bäume in den Wäldern im tiefen Bergtal mit dem Wind bewegen. Nun entdeckst du neben dir einen kleinen Stein. Er fasziniert dich. Hebe ihn auf und ertaste seine Oberfläche. Wie fühlt er sich an? Eckig, rau, kalt, vielleicht sogar heiß? Halte den Stein in deiner Hand und gib einen Wunsch an ihn ab. Ein geheimer Wunsch oder ein sorgenvoller Gedanke, der dich schon lange belastet. Dieser Stein ist dein persönliches Geheimnis, welches nur du kennst. Erzähle dem Stein leise, was du dir wünschst oder was dich bedrückt. Diesen Stein, mit deinem Geheimnis, mit deinem Wunsch oder deiner Sorge, wirfst du nun, mit aller Kraft hinunter ins Tal. Wirf ihn soweit du kannst. Beobachte ihn, wie er in den Tiefen des Sees verschwindet. Verabschiede dich von deiner Sorge oder bedanke dich für die Erfüllung des Wunsches.

Du musst dich wieder auf den Heimweg machen. Lass noch einmal den prachtvollen Anblick der riesigen Bergkette auf dich wirken und fühle ein letztes Mal die Kraft der Sonne, die dich an diesem Ort so liebevoll begleitet hat. Verabschiede dich auch von dem Vogel, der immer noch neben dir sitzt, und von den

Blumen und den Bienen, denn jetzt ist es Zeit, dass du dich auf den Rückweg machst. In wenigen Minuten wirst du wieder in die Realität zurückkommen. Löse dich von dem Erlebnis und den wundervollen Eindrücken, die du auf deinem Berg erfahren durftest, und begebe dich wieder in das Hier und Jetzt. Du spürst deinen Körper, du fühlst, wie deine Glieder langsam wieder aufwachen. Wackle mit den Zehen. Spüre deine Finger, deine Hände und deine Füße. Bewege deine Arme und deine Beine ganz langsam. Du bist eins mit deinem Körper. Er fühlt sich angenehm warm an. Du fühlst dich entspannt und ausgeruht. Du kannst immer noch die Freude spüren, die du auf dem Berg gefühlt hast. Spanne nun alle Muskeln an und lasse sie wieder los. Mach das ein paar Mal, bis alle Glieder wieder wach geworden sind. Strecke dich, wenn du möchtest. Gähne oder lache, wenn dir danach ist. Vielleicht kommt eine kleine Träne zum Vorschein. Unterdrücke sie nicht, lass alle Reaktionen deines Körpers zu. Und fühle die Energie der Sonne, die du auf deiner Wanderschaft getankt hast.

Nun zähle ich langsam von 8 bis 0. Mit jeder einzelnen Zahl wirst du wacher und klarer werden. Und bei 0 wirst du wieder vollkommen wach und ausgeruht sein. Du fühlst dich angenehm frisch und wohl. 8-7-6-5-4-3-2-1 und 0.

Der Strandspaziergang

Schließe deine Augen, du merkst, wie du ganz ruhig wirst. Leg deinen linken Arm auf den Boden ab, er wird schwer, ganz schwer. Auch deinen rechten Arm legst du auf den Boden, auch dieser wird schwer, ganz schwer. Du atmest ganz ruhig ein und wieder aus.

Konzentriere dich nun auf deinen Po, er wird auch schwer, ganz schwer. Auch dein rechtes Bein lässt du locker auf den Boden sinken, es wird schwer, ganz schwer. Das linke Bein wird auch ganz schwer und sinkt auf den Boden. Du merkst, wie jeder einzelne Zeh sich entspannt und wie deine Fersen den Boden berühren. Du atmest ganz entspannt ein und wieder aus. Du bist vollkommen entspannt. Um dich herum ist es ganz still. Alle Geräusche, die du hörst, sind nicht störend, sondern normal, und du nimmst sie wahr, doch sie stören dich nicht. Du wirst immer entspannter. Dein Kiefer entspannt sich, und du merkst, wie dein Körper vom schweren Zustand in einen fast schwerelosen wechselt. Es ist ein schönes Gefühl.

Du merkst, wie die warme Sonne auf deine Stirn scheint. Du bist am Meer. Es ist ein schöner Tag, die Sonne scheint auf dich herab und die Wellen schieben sich langsam und sanft über den weißen Sand und nehmen die kleinen bunten Muscheln mit ins Meer. Die nächste Welle, die du hörst, bringt die kleinen Muscheln wieder zurück an den Strand. Du genießt die Wärme der Sonne und die leichte Brise in deinem Gesicht. Du merkst den feinen, warmen Sand zwischen deinen Zehen. Es ist ganz leicht, durch den Sand zu laufen, und ein schönes Gefühl. Du spazierst weiter in Richtung der grünen Dünen. Du blickst in den Himmel und siehst eine kleine einsame Wolke. Auch wenn sie einsam ist, weißt du, dass sie doch

glücklich ist, weil sie den ganzen Himmel für sich allein hat. Die kleine Wolke sieht aus wie ein junges Lämmchen. Du blickst nach vorne und siehst die mit grünem Gras bewachsene Düne immer näher kommen. Zwei Möwen fliegen über dich hinweg, es scheint, als ob sie dir einen schönen Spaziergang wünschen wollen. Sie verschwinden über der Düne in der Ferne. Du kommst an einen kleinen Felsen, der ganz flach und glatt ist.
Zuerst besteigst du ihn und spürst ihn nur mit deinen Füßen. Wie schön glatt und warm er ist. Jetzt beugst du dich langsam nach unten und streichst mit einer Hand über den Stein. Du spürst die ganz leichten Unebenheiten im Stein. Auch wenn er so glatt scheint, ist er doch ziemlich rau, aber es ist ein schönes Gefühl, über ihn mit der Hand zu streichen. Du setzt dich kurz auf den Stein und blickst auf das weite Meer. So eine unendliche Weite, so schön, so unantastbar, so eindrucksvoll. Du blickst auf den Strand und siehst, wie die Wellen sich über den Sand rollen. Erst große Wellen, dann kleine Wellen. Du atmest ganz ruhig und bist völlig

entspannt, genieße diesen Ausblick.
Du genießt es, diesen wundervollen Ort und die Natur ganz für dich allein zu haben. Nun stehst du wieder auf und gehst weiter zu der grünen Düne. Sie ist nicht mehr weit weg, du kannst sogar schon das Gras im leichten Wind rascheln hören. Die kleine Wolke ist immer noch da und blickt auf dich herab. Sie sieht nun aus wie eine Schildkröte. Wie eine alte, gelassene und zufriedene Schildkröte. Nun bist du an der Düne angekommen. Sie sieht aus wie ein Gemälde, so schöne Farben, die harmonisch zueinanderpassen wie Yin und Yang. Durch die Düne führt ein Weg aus dicken Holzstämmen hinunter zum Meer. Du gehst zu dem Weg, spürst beim Betreten des ersten Holzstammes, wie ein paar Sandkörner unter deinen Füßen kleben und wie ein Peeling deine Füße massieren. Du gehst den Weg weiter, bis du die letzte Stufe erreichst, und bleibst kurz stehen. Du blickst auf das Meer und siehst eine rote Boje, die einsam und allein auf dem weiten Meer vor sich hin schwimmt. Du gehst nun weiter auf das schöne, weite Meer zu. Jetzt spürst du

wieder den feinen, weichen, feinkörnigen Sand unter deinen Füßen und zwischen deinen Zehen. Es ist ein sehr angenehmes Gefühl. Je näher du dem Meer kommst, desto lauter hörst du die Wellen, bis du sie dann endlich um deine Beine schlagen lässt. Das kühle Nass ist sehr erfrischend und angenehm. Im seichten Wasser siehst du die bunten Muscheln, die jede Welle von Neuem an den Strand spült. Sie haben viele verschiedene Formen und Farben. Es gibt runde und längliche Muscheln. Geriffelte und glatte, jede ein Einzelstück. Du gehst weiter durch das kühle Nass der Sonne entgegen. Diese scheint immer noch mit ihren warmen Sonnenstrahlen auf dein Gesicht. Du blickst in den Himmel und siehst, wie aus der kleinen Wolke ein Fisch geworden ist. Als wäre sie eine Spiegelung von dem kleinen Fisch, der gerade zwischen deine Zehen geschwommen ist. Du verfolgst ihn mit deinen Blicken, bis er im Schaum einer kleinen Welle verschwunden ist. Du gehst weiter und etwas tiefer in das Meer hinein. Das Wasser berührt deine Knöchel und nun auch deine Waden, es ist sehr erfrischend und angenehm. Du gehst ein paar Schritte, bis du dich wieder Richtung Strand begibst. Zwei Schritte noch, und du bist wieder auf dem weichen Sand. Du spürst, wie er an deinen nassen Füßen und Waden kleben bleibt aber es stört dich nicht und du gehst wieder auf den Holzweg zu. Nach ein paar Schritten über den alten Holzbalken merkst du, wie die ersten Sandkörnchen sich wieder von deinen Füßen lösen und auf das Holz fallen. Du gehst wieder durch die schöne grüne Düne. Nun bist du wieder auf dem Weg zurück, du spazierst noch einmal durch den feinen Sand und blickst nach oben an den Himmel, wo die kleine Wolke immer noch über dich wacht. Zuerst sah sie aus wie ein Lämmchen, dann wie eine Schildkröte, am Meer wie ein Fisch, und nun hat sie die Form eines Schiffes angenommen. Ein Schiff, das dich nach Hause begleitet.

Du merkst, wie deine Füße, deine Waden und Beine ein wenig anfangen zu kribbeln. Auch deine Arme und Hände kribbeln ein wenig. Komme nun wieder aus deiner Phantasie in den Raum zurück wo du deine Reise begonnen hast. Du nimmst ganz bewusst deinen Körper wieder wahr. Er liegt auf dem Boden ganz entspannt und friedlich. Das Kribbeln in deinen Armen und Beinen, deinen Waden und Füßen verwandelt sich in eine angenehme Schwere, und du kommst langsam wieder zu dir. Du bist trotzdem ganz entspannt und freust dich jetzt schon auf deine nächste Reise und malst dir aus, wo sie hingehen könnte. Öffne nun deine Augen und genieße den Tag.

Über den Wolken

Du liegst auf deiner Unterlage.
Schließe die Augen und mache es dir so bequem wie möglich.
Du spürst deinen Rücken und deinen Po.
Du nimmst deine Beine wahr.
Du hast sie locker ausgestreckt.
Deine Beine liegen hüftbreit auf deiner Unterlage.
Deine Füße sind entspannt.
Deine Arme liegen locker neben deinem Körper.

Deine Schultern sind entspannt.
Deine Hände liegen locker auf der Unterlage.
Du atmest tief und sanft ein und wieder aus.
Du spürst, wie der Atem deinen Bauch hebt und senkt.
Mit jedem Atemzug spürst du, wie dein Körper sich entspannt.
Bei jedem Ausatmen lässt du die Anspannung los.
Du atmest aus, und deine Beine entspannen sich.
Du atmest aus und lässt die Spannung in deinem Becken weichen.
Du atmest aus, und deine Schultern lockern sich.
Du atmest aus, und dein Nacken wird weich und geschmeidig.
Du atmest aus, und deine Gesichtsmuskeln lösen sich.
Du lässt deinen Körper auf die Unterlage sinken.
Dein ganzer Körper ist locker und entspannt.
Du bist ruhig und entspannt.

Während du weiter ruhig atmest, spürst du die Wärme, die dich umgibt.
Die Sonne steht hoch am Himmel, und sie wärmt dich mit ihren Strahlen.
Du atmest ein, und deine Beine sind warm.
Du atmest ein und spürst die Wärme auf deinem Bauch.
Du atmest ein, und Brust und Schultern sind wohlig warm.
Ein leiser Wind weht über dein Gesicht, und der Sonnenschein hält dich
angenehm warm.
Während du so daliegst und das
wohlig-warme Gefühl genießt, nimmst du die Töne um dich herum wahr.
Da ist das Summen der Bienen, das
Zirpen der Grillen und das Singen der Vögel.
Du lauschst.
Aus der Ferne hörst du das Lied einer Amsel.
Sie sitzt auf einem der Baumwipfel.
Du lauschst der zarten Melodie.
An anderer Stelle sitzt ein Star und singt. In einem Strauch ganz in deiner Nähe sitzen ein paar Meisen und zwitschern. Aus dem fernen Wald hörst du ein leises „Kuckuck“ rufen.

Und der Specht klopft seinen Takt.
Du genießt all die friedlichen Klänge und spürst, wie du innerlich lächelst.
Nun wirst du dir gewahr, dass etwas auf deiner Hand krabbelt.
Du schaust auf deine Hand und siehst, dass ein Käfer darauf gelandet ist.
Er krabbelt von links nach rechts, dann bis zu deinem Handgelenk und wieder zurück.
Du beobachtest sein Treiben.
Schließlich krabbelt er zu deinen Fingerspitzen.
Du hebst die Hand und streckst den Finger aus, auf dem der Käfer entlangläuft.
An der Spitze angelangt, öffnet der kleine Käfer seine Flügel und hebt ab.
Du folgst ihm mit den Augen, bis er weit in den Himmel geflogen ist.
Es scheint fast so, als sei er zu den Wolken unterwegs, die du am Himmel siehst.
Es sind kleine, bauschige Wolken, die watteweich und flauschig ausschauen. Am liebsten möchtest du dich in sie hineinkuscheln und stellst dir vor, wie du dem Käfer nachfliegst, bis auch du bei den

Wolken angekommen bist.
Der kleine Käfer ist schon da, und du gesellst dich zu ihm.
Du legst dich in die weißen Wattebäusche und genießt das samtige Gefühl.
Ganz still ist es hier oben.
Lautlos schwebst du auf der Wolke am Himmel entlang und schaust auf die Erde.
Da ist das saftige Grün der Wiese mit ihren Blumen.
Du siehst den Wald und einen sanften Hügel.
Und dort ist der blaue Spiegel eines Sees. Das Wasser glitzert im Sonnenschein.
Du schaust auf diese friedliche Welt, und wieder nimmst du dein inneres Lächeln wahr.
Nun spreizt der Käfer auf deiner Wolke erneut die Flügel.
Dann fliegt er wieder hinunter zur Erde. Und auch, wenn es auf dieser Wolke sehr angenehm ist, verspürst du große Lust, dem Käfer abermals zu folgen. Leicht wie eine Feder schwebst du hinab und steuerst auf den See zu, den du von oben gesehen hast.
Du landest direkt an dem Bootssteg, der in

den See hineinführt.
Das Ufer ist mit Schilf bewachsen, das sich rauschend im Winde wiegt.
Du gehst auf den Steg.
Er ist aus Holz.
Du nimmst wahr, wie warm die Holzbohlen sind.
Du gehst, bis du am Ende des Stegs angelangt bist.
Du setzt dich an den Rand und lässt die Beine baumeln.
Das Wasser ist angenehm kühl und glitzert in der Sonne.
An manchen Stellen kräuselt der Wind das Wasser.
An anderen Stellen ist das Wasser ganz ruhig, so dass du die Spiegelung der Wolken darin sehen kannst.
Am Steg ist ein Boot befestigt.
In dieses Boot kletterst du nun hinein und machst es los.
Du stößt dich vom Steg ab, und das Boot treibt ein Stück auf das Wasser.
Nun legst du dich in das Boot und lässt dich vertrauensvoll treiben.

Sanft und gleichmäßig schaukelt das Boot auf dem Wasser.
Du schaust in den Himmel und siehst den Wolken zu.
Und dann lauschst du wieder.
Du hörst, wie die Wellen neben dir plätschern.
Im Schilf quaken die Frösche.
Vom nahen Ufer hörst du das Zirpen der Grillen.
Da ist auch wieder das Singen der Vögel.
Und der Sonnenschein wärmt dich auch hier.
Dann nimmst du das Rauschen des Windes wahr.
Und du weißt, dass du auf der anderen Seite des Sees angekommen bist.
Du genießt noch eine Weile das sanfte Schaukeln und das leise Plätschern.
Du nimmst noch einmal bewusst das Quaken der Frösche, das Zirpen der Grillen und das Singen der Vögel in dir auf.
Du wirst dir des natürlichen Friedens gewahr.
Und du spürst diesen sanften Frieden auch in dir.
Da ist dieses innere Wissen, dass du zu allem

dazugehörst.

Du bist eins mit allem, was dich umgibt.

Du bist eins mit der Natur.

Du bist eins mit diesem allumfassenden Frieden.

Du spürst dein inneres Lächeln.

Und dieses Lächeln strahlt weit hinaus in die Welt, bis alles mit deinem Lächeln erfüllt ist.

Du genießt diese friedliche Freude.

Dann atmest du tief ein und aus.

Du bewegst deine Beine und Füße.

Du streckst deine Arme und Hände.

Atme einige Male kräftig ein und aus.

Richte dich auf und sei wieder ganz da. Und das innere Lächeln nimmst du mit in das Hier und Jetzt.

Über Felder, Wiesen und Auen

Lehn dich bequem in deinem Stuhl zurück und schließe die Augen. Fange an zu träumen, begebe dich auf eine Reise über Felder, Wiesen und Auen. Mache es dir dabei bequem, damit du diese Reise wirklich genießen kannst. Hierbei sollte sich dein Körper ganz leicht anfühlen. Lasse deine

Arme an der Stuhllehne entlang locker nach unten hängen. Strecke deine Beine aus und werde eins mit deinem Stuhl. Du bist nun völlig ruhig und absolut entspannt.

Atme hierbei ruhig und tief. Lasse deinen Gedanken freien Lauf. Und nun kann deine wunderbare Reise beginnen.

Fange ganz langsam an zu schweben. Steige immer höher und höher. Erblicke die Landschaft in Schwerelosigkeit von oben. Genieße die wunderbare Aussicht von deinem luftigen Platz. Betrachte die sich wogenden Felder. Siehe, wie sich ein Feld an das andere reiht. So wie eine Welle der anderen folgt und sanft am Ufer ausläuft. Jedes neue Feld ist neue Energie, die dich weiter nach oben trägt. Felder wechseln sich ab mit blühenden Wiesen und saftigen Auen. Das harmonische Grün der Wiesen, gespickt mit gelben, roten und purpurnen Farben, versetzt dich mehr und mehr in einen Zustand der Schwerelosigkeit. Du fühlst dich eins. Eins mit den gelben, roten und purpurnen Pflänzchen. Gelbe, rote und purpurne in den Wiesen beheimateten Pflänzchen. Jedes einzelne Pflänzchen betört dich mit einem neuen wohlriechenden Duft. Einem dich in neue Welten entführenden Duft. So reiht sich ein neuer Duft an den anderen. Genieße diese Düfte. Atme sie tief ein. Lasse sie wirken. Spüre jede Nuance der Düfte. Du wirst eins mit all den betörenden Düften. Du fühlst dich eins mit den lieblichen Bewohnern der Felder, Wiesen und Auen. Mit jeder neuen Begegnung öffnest du eine neue Tür. Eine Tür zu einem neuen kleinen Paradies. Jedes Paradies offenbart dir sein Geheimnis. Sauge die geheimnisvollen Kräfte der Natur in dich ein. Du tauchst mit deinen Gedanken ein in die Felder, Wiesen und Auen. Du schwebst in absoluter Harmonie mit dir und der Natur über sie. Mit jedem neuen Feld und mit jeder neuen Wiese spürst du den feinen Hauch des Lebens. Lasse alle Sorgen und Probleme fallen. Tauche ein in Felder, Wiesen und Auen. Felder, Wiesen und Auen gehen ineinander über. Ihre lebendigen Bewohner hüpfen von einer Spreu Weizen zur nächsten und übernächsten. Ihre lebendigen Bewohner hüpfen von einem Grashalm zum nächsten und übernächsten. Ihre lebendigen Bewohner reichen dir die Hand. Tauche ab in deren Paradies. Sie laden dich dazu ein. Nimm diese Einladung an. Feine Geräusche umgeben dich. Du hörst das Rascheln der duftigen Gräser. Du hörst das Brummen, Summen und Piepsen der Bewohner. In Form höchster Harmonie bewegen sich Weizenhalme und Grashalme. Im Takt zu dem Brummen, Summen und Piepsen ihrer Bewohner. Wie ein Orchester, fein abgestimmt in allen Tonlagen. Und mittendrin du. Du siehst rote, mit schwarzen Pünktchen bekleidete Marienkäfer von einem grünen Halm zum nächsten schwingen. Genauso schwingst du tief in Trance von einem Feld zum nächsten. Genauso schwingst du tief in Trance von einer Wiese zur anderen. Genauso schwingst du tief in Trance von einem grünen Halm zum nächsten und übernächsten. Nichts kann diese harmonischen Schwingungen stoppen. Begleitet von einem wohltönenden

Orchester. Deine Gedanken sind frei, so frei wie nie zuvor. Über den saftig grünen Wiesen der blaue Himmel. Bespickt mit ein paar Schäfchenwolken. Unter dir Pusteblümchen in den Wiesen. Ein zärtlicher Windhauch. Und die Flocken tänzeln nach oben. Nach oben zu dem Weiß der Wölkchen. Und so schließt sich der Kreis immer mehr. Und so nimmt die Reise über Felder und Wiesen ihren Verlauf. So als würdest du mit einem imaginären Fahrzeug Raum und Zeit durchstreifen. Felder und Wiesen wogen vor deinem geistigen Auge. Wie im Zeitraffer. Dich umgeben die unendlichen Weiten der freien Landschaft. Jede Spreu Weizen, jeder grüne Halm streichelt deine Wangen. Eine Berührung ist lieblicher als die andere. Immer mehr tauchst du in die unendlichen Weiten der Felder und Wiesen ein. Irgendwann nehmen dich die lieblichen Auen in Empfang. Von oben erblickst du niedliche Wasserärmchen. Niedliche sich in alle Richtungen hin verzweigende Ärmchen. Mit deinen Gedanken schwebst du über diese lebensspendenden Arme. So als wärst du schon immer ein Teil von ihr. Hinter jeder Biegung begrüßen dich die knorrigen Weiden, Eichen und Ulmen. Ganz freundliche Bewohner dieser urigen Landschaft. Werde auch du ein Teil dieser lieblichen und lebensspendenden Auenlandschaft. So wie es die Weiden, Eichen und Ulmen schon immer sind. Seit undenklichen Zeiten. Dabei spürst du jeden Duft und jeden Hauch der dich begrüßenden Ärmchen. Diese streicheln deinen Körper und deine Seele. Diese hauchen dir neuen Mut und neue Energien ein. Diese entführen dich in ein Paradies und eine Welt der Sinnlichkeit. Du fühlst dich mehr und mehr geborgen. Wasser ist lebensspendend. Es erfrischt dich. Es haucht dir neue Energien ein. Tauche immer mehr mit deinen Gedanken in diese Landschaft ein. Werde immer mehr eins mit ihr. Du riechst das Holz der wassergetränkten, knorrigen Weiden, Eichen und Ulmen. Freundlich winken dir die netten Gesellen dieser Landschaft zu. Sie heißen dich willkommen. Und weiter geht deine Reise über Felder,

Wiesen und Auen. Felder mit den Früchten des Lebens, saftig grünen Wiesen, wasserspendenden Auen. So spürst du die Düfte des Lebens. Genieße sie bewusst. Konzentriere dich. Atme tief und ruhig. Energie und Freude durchströmen deinen Körper. Jedes Feld, jede Wiese, jede Aue heißt dich willkommen. Überall fühlst du dich zuhause. Überall fühlst du dich heimisch. Überall fühlst du dich geborgen. Eine angenehme Wärme durchströmt deinen Körper. Genieße den ständigen Wechsel zwischen Feldern, Wiesen und Auen. Tauche mal hinab in sie. Steige dann wieder empor. In die Lüfte empor. Und fliege wie ein Vogel über Felder, Wiesen und Auen. Und tauche irgendwann wieder hinab und wieder hinauf. Genieße diesen ständigen Wechsel. Wie auf Wellen reitest du über Felder, Wiesen und Auen. Rauf und runter. Rauf und runter. Stets im Einklang mit Mutter Natur. In Wellen durchströmen dich wärmende Energien. Nimm diese bewusst in dir auf. Sauge die Kräfte der Natur in dich ein. Du fühlst dich immer wohler und ausgeglichener. Einklang von Geist, Seele und Körper tritt ein. So wie der Einklang der Mutter Natur. Alles ist harmonisch und friedvoll. So harmonisch und friedvoll wie die sich im Takt wogenden Felder, Wiesen und Auen. Genieße den Frieden. Ganz langsam neigt sich deine betörende Reise ihrem Ende entgegen. Konzentriere dich nun ein wenig auf deine ausgestreckten Beine. Wenn du sie spürst, dann lasse die Kraft in sie zurückkehren. Ganz langsam winkelst du nun deine ausgestreckten Beine wieder an. Nun beginne, dir deiner herunterhängenden Arme wieder bewusst zu werden. Lasse auch hier die Kraft zurückkehren. Winkle nun ganz langsam deine Arme wieder an und lege deine Hände wieder auf die Stuhllehne. Öffne nun die Augen.

Im Garten

Lege dich zuerst bequem auf die Unterlage. Strecke die Beine hüftbreit aus. Deine Arme kannst du locker neben deinen Körper legen. Sie müssen den Körper nicht berühren. Die Hände sind leicht geöffnet, so dass sie ganz

locker und entspannt liegen. Auch die Fußspitzen fallen ganz locker nach außen.
Du solltest dich in deiner Position wohl und gut aufgehoben fühlen. Schließe jetzt deine Augen. Lasse dich einfach fallen. Du liegst ganz entspannt auf dem Boden. Fühle deinen Körper intensiv und bewusst.
Du wirst ganz ruhig und gelöst. Die Arme und deine Hände werden langsam ganz schwer.
Deine Schultern und dein Nacken
drücken dich auf deine Unterlage.
Die Füße und Beine liegen regungslos.
Dein ganzer Körper ist schwer, aber entspannt.
Entspanne dein Gesicht.
Lasse los und atme bewusst.
Spüre mit jedem Atemzug, wie sich deine Bauchdecke hebt und senkt.
Atme bewusst tief und langsam.
Bei jedem Atemzug spürst du, wie sich dein Körper immer mehr entspannt.
Mit jedem Atemzug wirst du entspannter und ruhiger.
Du siehst einen Garten vor dir, mit einer großen Wiese und vielen Pflanzen.

Die Sonne scheint und wärmt deine Haut.
Du öffnest die leicht knarrende Gartentür und trittst ein.
Sofort spürst du den weichen lehmigen Boden unter deinen Füßen.
Du spürst bei jedem Schritt, wie der weiche Lehmboden zwischen deine Zehen drückt.
Du spürst einen leichten, warmen Wind, während du langsam auf die ersten Platten des Gehwegs zusteuerst.
Die Gehwegplatten sind hell und sauber.
Deine Füße spüren die wohlige Wärme der von der Sonne erwärmten Platten. Dir strömt ein Duft von frisch gemähtem Gras und den unterschiedlichsten Blumen in die Nase.
Du wendest dich nach rechts.
Hier plitschert ein kleiner Teich, und Frösche quaken fröhlich aus dem seichten Dickicht.

Ab und zu siehst du aus dem Wasser kleine Wasserblasen aufsteigen.
Du siehst sie nicht, aber du weißt, dass es Fische sind.
Du hörst das Wasser aus dem Filter sprudeln.
Es beruhigt dich, und du gehst langsam weiter.

Du bist barfuß und läufst ein Stück auf der weichen Wiese.
Du spürst die Wärme, die von dem Boden ausgeht.
Das Gras kitzelt etwas unter deinen Füßen.
Du genießt es.
Die Grashalme, die du mit deinen Füßen plattdrückst, kommen langsam wieder hoch.
Du beobachtest die Grashalme etwas und wirst ganz ruhig und entspannt.
Eine kleine Fliege setzt sich auf einen der Grashalme und genießt ebenfalls den schönen Sommertag.
Etwas Süßliches steigt in deine Nase.
Du versuchst zu erraten, was es ist.
Du drehst deinen Kopf und siehst viele bunte Blumen in einem Blumenbeet. Der Anblick der vielen bunten Farben gefällt dir.
Auf einigen Blüten sitzen Bienen, aber du hast keine Angst davor.
Alles wirkt so ruhig und natürlich.
Du kommst näher und hörst die Bienen leise summen.
Du riechst an einer Blüte und schließt die

Augen.
Der süße Duft betört dich.
Er erinnert an Sommer, und du empfindest den Geruch als sehr angenehm.
Du pflückst dir eine Blüte ab und steckst sie dir in das Knopfloch deiner Bluse.
Ein kleines Stückchen weiter lockt dich ein Johannisbeerstrauch.
Er wirkt ganz rot, feucht und glänzend. Die Früchte sind reif, und du pflückst dir einen kleinen Zweig voll mit süßen Früchten.
Du reißt einige Früchte ab und steckst sie dir langsam in den Mund.
Du genießt die kleine, runde Form der Johannisbeeren.
Langsam zerbeißt du die süßen Früchte. Die Flüssigkeit und kleine Kerne gelangen in deinen Mund.
Sie erfrischen dich etwas, und du nimmst dir vor, in Zukunft mehr Obst zu essen. Du genießt den süß-sauren Nachgeschmack und gehst ein Stückchen des Weges.
Eine Hängematte schimmert zwischen zwei Bäumen.

Sie wirkt sehr einladend und gemütlich.
Du gehst näher.
Deine Hand fährt über den weichen weißen Stoff.
Du setzt dich auf die Kante der Hängematte.

Langsam lässt du beide Beine in die Hängematte gleiten und streckst dich. Die Hängematte schaukelt leicht hin und her.
Du schließt die Augen und lässt dich etwas wiegen.
Bevor dir schwindelig wird, öffnest du die Augen.
Du siehst in den Himmel.
Der Himmel ist hellblau, und einige weiße Wolken ziehen vorbei.
Bereits als Kind hast du es geliebt, Bilder in den Wolken zu erkennen.
Ist das nicht ein Pferd, welches über den Himmel galoppiert?
Du blinzelst mit den Augen.
Tatsächlich scheint es so zu sein, dass das Pferd einen Reiter auf dem Rücken trägt.
Du schmunzelst.
Daneben scheint sich ein lustiges Gesicht zu bilden.

Die Wolke ist fast rund.
Nase, Mund und Augen – alles da.
Du genießt die ruhige Stimmung und lässt dich treiben.
Du schließt die Augen und konzentrierst dich auf die Geräusche des Gartens. Vögel zwitschern, und von weitem hörst du immer noch den Teich.
Plötzlich hörst du ein leises Rascheln.
Ein größeres Tier hat sich im Garten versteckt.
Welches Tier mag es sein?
Du lässt deine Augen durch den Garten schweifen.
Zuerst siehst du nur die grüne Wiese, die Blumen und einige Bäume und Sträucher.
Das Rascheln wird lauter.
Du schaust in die Richtung und erkennst die Kontur eines kleinen Eichhörnchens.
Es sieht dich an und scheint auf etwas zu warten.
Du verhältst dich ganz still.
Das Eichhörnchen durchstöbert einige Blätter, die am Boden liegen.

Es blickt immer wieder ängstlich in deine Richtung.
Du bewegst dich nicht, und die Zeit scheint stillzustehen.
Plötzlich zuckt das Eichhörnchen zusammen.
Ein Kinderlachen ertönt aus dem Garten der Nachbarn.
Das Eichhörnchen klettert schnell einen Baum hoch.
Es scheint beim Hinauflaufen den Baum zu umrunden.
Ganz oben in der Krone ist noch kurz der buschige Schwanz zu erkennen.
Dann ist das scheue Tier nicht mehr zu sehen.
Du bist ein wenig traurig, aber das verfliegt durch ein erneutes fröhliches Lachen schnell wieder.
Du wirfst einen Blick in Richtung der Kinder.
Es sind zwei Mädchen, die einen Ball hin- und herwerfen.
Die Zöpfe wippen fröhlich, wenn sie den Ball werfen.
Die Szene wirkt sehr fröhlich und

beruhigend.

Die Kinder registrieren dich.

Sie lächeln und winken fröhlich.

Du winkst zurück.

Du erinnerst dich, wie viel Spaß das Spielen mit einem Ball macht.

Langsam stehst du auf.

Du gehst den Weg bis zum Ende des Gartens.

Hier steht eine große Regentonne und eine kleine Gießkanne.

Du schaust dich um und erblickst ein kleines Blumenbeet.

Das Blumenbeet wirkt gepflegt, könnte aber etwas Wasser vertragen.

Du hast Lust, die Blumen zu gießen.

Langsam tauchst du die Gießkanne in die Regentonne.

Du spürst das kühle Wasser und hältst inne.

Die Kühle ist sehr angenehm.

Dein Puls scheint im kühlen Nass etwas fester und intensiver zu werden.

Du genießt den Augenblick des puren Lebens.

Du ziehst die Gießkanne aus der Regentonne.

Sie ist übervoll mit Wasser.

Etwas Wasser rinnt über deine Arme und erfrischt dich.
Einige Tropfen platschen auf den Gehweg.
Sie hinterlassen ein schönes Bild.
Langsam gehst du mit der Gießkanne zum Blumenbeet.
Du hältst die Gießkanne leicht schief, und das Wasser rinnt auf den trockenen Boden.
Die Pflanzen scheinen das Wasser gleich aufzusaugen.
Sie wiegen leicht im Sommerwind und scheinen sich zu bedanken.
Du kannst nachempfinden, wie gut den Pflanzen das kalte Wasser tut.
Die Gießkanne ist fast völlig entleert. Den letzten Rest schüttest du direkt von oben auf die Blumen.
Du freust dich, dass du den Pflanzen eine kleine Erfrischung bieten konntest.
Deine Hände und Arme sind immer noch feucht.
Die feinen Haare auf deinem Arm beginnen zu kitzeln.
Die Sonne trocknet das Wasser auf deiner Haut und bewegt dabei die Haare. Du

schmunzelst darüber.
Jetzt wird es Zeit, nach Hause zu gehen.
Du möchtest heute noch einiges erledigen und fühlst dich richtig fit.
Langsam trittst du den Weg zurück durch den Garten an.
Du kommst vorbei an der Hängematte und freust dich schon, wenn du sie das nächste Mal besuchen kannst.
Am Johannisbeerstrauch bleibst du noch einmal stehen.
Du pflückst dir noch ein paar Johannisbeeren für später ab.
Langsam gehst du weiter.
Dein Blick fällt auf den Teich.
Die Sonne spiegelt sich im Wasser und zeigt ein beruhigendes Bild.
Du bist völlig entspannt.
Du merkst, wie gut dir der Besuch im Garten getan hat.
Die Vögel zwitschern immer noch leise in den Bäumen.
Dir ist warm, und du wünschst dir eine erneute Abkühlung durch das Regenwasser.

Aber du möchtest jetzt nicht mehr zurücklaufen, sondern setzt deinen Weg fort. Du freust dich auf den Rest des Tages und hast dir noch einiges vorgenommen. Bevor du die Gartentür erreichst, drehst du dich noch einmal um.
Du magst den Garten und die Ruhe, die er ausstrahlt.
Du weißt, dass du wiederkommen wirst und trittst daher entspannt und glücklich deine Heimreise an.
Du gehst langsam deinen Weg zurück. Du atmest sehr ruhig, und du genießt den schönen Sommertag.
Du möchtest jetzt zurück nach Hause und lässt den Tag Revue passieren.
Jeden Schritt und jeden Atemzug nimmst du ganz bewusst wahr.
Du fühlst dich so fit und wach wie schon lange nicht mehr.
Du hast Lust, aktiv zu sein.
Du nutzt die Frische und Ruhe, die du mit auf deinen Weg nimmst.
Du öffnest deine Augen.
Du liegst auf deiner Unterlage und bist völlig

entspannt.
Die Reise in den Garten hat dir sehr gut getan.
Du öffnest deine Augen, und bist völlig klar.

Buchempfehlung / Beschäftigungsideen

Gedächtnistraining:

Das Buch der Erinnerungen

Einfaches Gedächtnistraining und Erinnerungsarbeit durch Ergänzen: Zu einem Klassiker im Seniorenbetreuungsbereich zählt ohne Frage das „niederschwellige“ Betreuungsangebot: vervollständigen und ergänzen. Bewohner sollen in so einer Aktivierungsstunde bekannte Gedichte, Redewendungen oder Volkslieder wiedererkennen und die fehlenden Textteile einfügen. Diese einfache und unterhaltsame Erinnerungsarbeit ist eine beliebte und weitverbreitete Art von Gedächtnistraining. Jeder Betreuer kann so ein Angebot selber erarbeiten und durch stundenlange Recherchen im Internet oder in Büchereien Texte zusammenstellen. Dieses übersichtliche Buch für Seniorenbetreuung nach § 87 b SGB XI soll den Betreuer diese Arbeit jedoch abnehmen. Anwendungshinweis: Arbeitsmaterial für Gruppen- oder Einzelbetreuung.

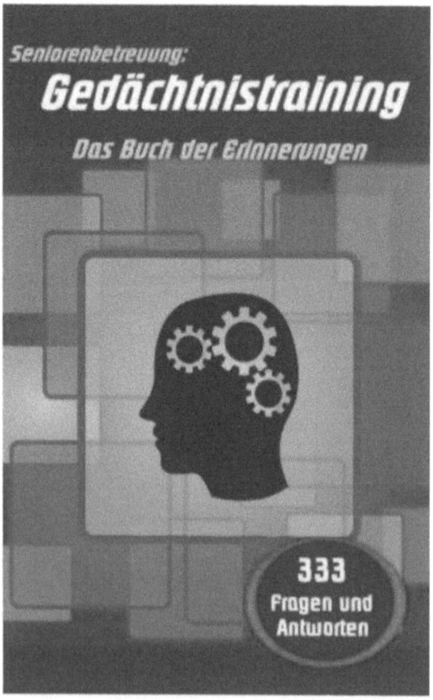

Produktinformation

Taschenbuch: 112 Seiten

Sprache: Deutsch

ISBN-10: 1512330418

ISBN-13: 978-1512330410

Ab 1. Januar 2017: Gedächtnistraining 3- Die Macht der Erinnerungen

Cut By: Laterra Lyons **Qty** 17 **Date** 11/19/26

Scanned By: ____________ **Qty** ______ **Date** ______

Scanned Batch ID's

______ ______ ______

Notes / Exceptions

______